SUR LES COPULÆ INTERCOSTOÏDALES ET LES HÉMISTERNOÏDES DU SACRUM DES MAMMIFÈRES

PAR

M. le professeur Paul ALBRECHT,

Docteur en Médecine, Chirurgie et Accouchements,
Docteur en Philosophie,
Membre de la Société d'Anthropologie de Bruxelles, de la Société d'Anatomie Pathologique de Bruxelles,
de la Société Royale Malacologique de Belgique,
de la Société Royale de Botanique de Belgique, de la Société Entomologique de Belgique, de la Société Belge de Microscopie,
de la Société d'Anthropologie Allemande,
de la Société d'Anthropologie, d'Ethnologie et Préhistorique de Berlin,
de la Société Physico-Economique, de la Société de Botanique,
de la Société Archéologique « Prussia »
et de la Société des Sciences Médicales de Kœnigsberg i/Pr.
de la Société Zoologique de France,
Membre correspondant de la Société de Médecine de Gand
et de l'Institut I. R. Géologique de Vienne.

Avec 18 gravures dans le texte.

BRUXELLES
LIBRAIRIE MÉDICALE DE A. MANCEAUX,
Imprimeur de l'Académie royale de médecine, libraire de la Faculté de médecine,
12, rue des Trois Têtes (Montagne de la Cour).

1883

SUR LES COPULÆ INTERCOSTOÏDALES ET LES HÉMISTERNOÏDES DU SACRUM DES MAMMIFÈRES.

Le développement d'un sternum dans le sens le plus large du mot, peut être exposé de la manière suivante :

Considérons deux côtes cartilagineuses contiguës d'un même côté du corps.

Nous pouvons y distinguer deux extrémités : une vertébrale, qui s'attache à la colonne vertébrale, et une sternale, qui est primitivement libre. Les extrémités sternales des deux côtes hypothétiques peuvent, en se développant, ou rester libres, ou s'unir (fig. 1). Quand

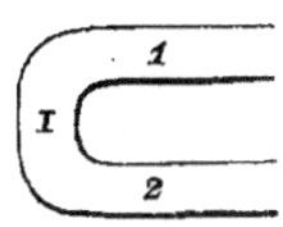

Fig. 1. — Schéma. Vue ventrale des extrémités sternales de deux côtes contiguës, réunies par un arc intercostal cartilagineux (hémisternèbre cartilagineuse).

1. 1re côte.
2. 2me „
I. Hémisternèbre cartilagineuse, réunissant les extrémités sternales des deux côtes dans le sens crânio-caudal.

elles s'unissent, alors ce procédé se fait à l'aide d'un arc cartilagineux. Cet arc cartilagineux, qui peut réunir les extrémités sternales de ces deux côtes contiguës du même côté du corps, est la plus simple expression de la sternalisation latérale, or, cet arc *intercostal* est le premier fondement de chaque sternum des gnathostomes, si complexe qu'il puisse nous paraître à l'état adulte.

Cet arc cartilagineux intercostal, est placé dans une direction à peu près perpendiculaire à celle des extrémités sternales des côtes qu'il réunit, et, comme ces dernières peuvent être considérées comme situées plus ou moins transversalement, l'arc intercostal en question se trouve posé plus ou moins dans le sens crânio-caudal.

Considérons maintenant les deux côtes correspondantes de l'autre côté, et supposons (fig. 2), qu'elles

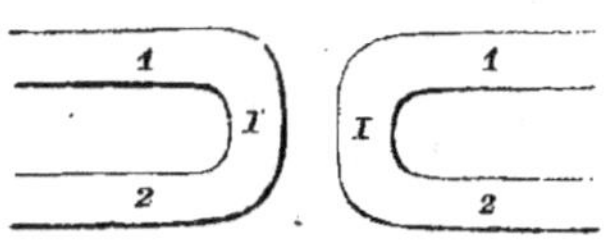

Fig. 2. — Schéma. Vue ventrale des extrémités sternales de deux côtes contiguës gauches et de deux côtes contiguës droites de la même hauteur morphologique, les deux côtes gauches étant réunies par un arc intercostal cartilagineux (hémisternèbre cartilagineuse) gauche, les deux côtes droites par un arc intercostal cartilagineux (hémisternèbre cartilagineuse) droit.

1, 1. 1res côtes.
2, 2. 2mes »
I, I. Hémisternèbres cartilagineuses réunissant les extrémités sternales des deux paires de côtes dans le sens crânio-caudal.

soient également réunies par un arc intercostal cartilagineux, symétrique à celui du premier côté dont nous venons d'expliquer le développement.

Ces deux arcs intercostaux peuvent, dans le développement ultérieur, ou rester séparés, ou se réunir sur la ligne médiane. Dans le premier cas il y aura toujours un espace médian entre les deux arcs ; dans le dernier au contraire (fig. 3), les extrémités sternales des 4 côtes (2 droites et 2 gauches) sont réunies ventralement par une plaque cartilagineuse.

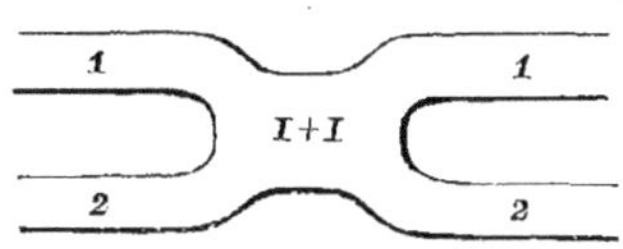

Fig. 3. — Schéma. Vue ventrale des extrémités sternales de de deux paires de côtes de la même hauteur morphologique, dont les hémisternèbres cartilagineuses (I, I) se sont réunies sur la ligne médiane pour former une sternèbre mésotétracostale cartilagineuse.

1, 1. 1res côtes.
2, 2. 2mes »
I + I. Sternèbre mésotétracostale cartilagineuse consistant d'une hémisternèbre cartilagineuse droite et d'une hémisternèbre cartilagineuse gauche, qui se sont réunies sur la ligne médiane.

Cette plaque qui est, d'après ce que nous avons exposé, située entre 4 côtes, ou qui est en un mot *méso* (1) tétracostale est la plus simple expression de la sternalisation cartilagineuse sur la ligne médiane. Nous appellerons la plaque cartilagineuse mésotétracostale en question une *sternèbre cartilagineuse*, et nous appellerons chacun des deux arcs intercostaux qui la constituent une *hémisternèbre cartilagineuse* (2). —

(1) Par la préposition *inter* je désigne un organe qui est situé entre deux organes situés l'un vers l'autre dans le sens crânio-caudal, par la préposition *méso* deux organes qui sont situés l'un vis-à-vis de l'autre dans le sens de droit et gauche.

(2) Dans deux travaux récents j'ai proposé et suivi le principe d'appeler les moitiés latérales d'un organe impair des *hémi*-organes. Voir Albrecht : *Note sur une hémivertèbre gauche surnuméraire de Python Sebœ, Dum.* Avec 1 planche. Bulletin du Musée royal d'histoire naturelle de Belgique. Bruxelles, 1883, t. II. p. 21, pl. II, fig. 1-4, et *Sur le pelvisternum des édentés* (avec des observations morphologiques sur l'appareil sternal des vertébrés). Présenté à l'Académie royale des sciences, des lettres et des beaux-arts de Belgique. Avec 10 figures intercalées dans le texte Bruxelles, Manceaux, 1883.

La sternèbre cartilagineuse peut maintenant ou rester cartilagineuse, ou ossifier. En cas qu'elle ossifie un point osseux (fig. 4) apparaît dans chaque moitié laté-

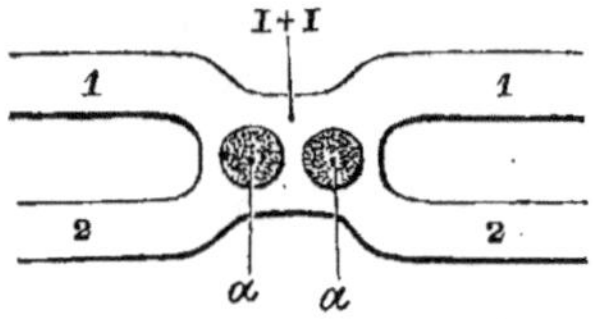

Fig. 4. — Schéma. Vue ventrale des extrémités sternales de deux paires de côtes de la même hauteur morphologique, réunies sur la ligne médiane par une sternèbre mésotétracostale cartilagineuse. Dans chaque hémisternèbre cartilagineuse de cette sternèbre cartilagineuse se montre une copula ou hémisternèbre osseuse.

1, 1. 1res côtes.
2, 2. 2mes »
1 + I. Sternèbre mésotétracostale cartilagineuse consistant d'une hemisternèbre cartilagineuse droite et d'une hémisternèbre cartilagineuse gauche, qui se sont réunies sur la ligne médiane.
a, a. Copulae ou hémisternèbres osseuses, chacune dans l'hémisternèbre cartilagineuse de son côté.

rale de la sternèbre cartilagineuse, ou, ce qui veut dire le même, dans chaque hémisternèbre cartilagineuse.

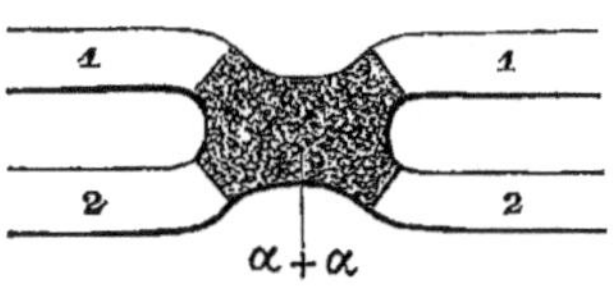

Fig. 5. — Schéma. Vue ventrale des extrémités sternales de deux paires de côtes de la même hauteur morphologique, réunies sur la ligne médiane par une sternèbre mésotétracostale osseuse.

1, 1. 1res côtes.
2, 2. 2mes »
a + a. Sternèbre mésotétracostale osseuse, consistant d'une copula ou hémisternèbre osseuse droite et d'une gauche.

Chacun de ces points d'ossification porte le nom de *copula* et pourrait également être désigné sous le nom d'*hémisternèbre osseuse*. Les deux copulæ, en se soudant sur la ligne médiane, forment une *sternèbre osseuse*, et, par ce moyen, la forme la plus simple d'un sternum osseux est constituée (fig. 5).

Pour servir d'exemple à ce que nous venons de dire, nous représentons ci-dessous l'ossification de

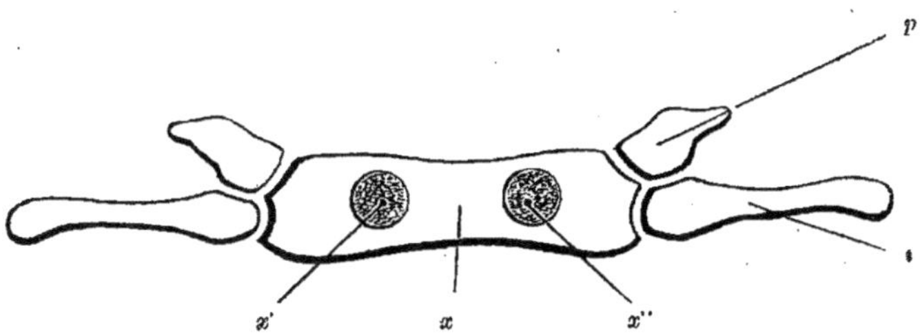

Fig. 6. — Vue ventrale de l'os hyoïde de l'homme, démontrant schématiquement le développement de la sternèbre hyoïdienne par une hyocopula de chaque côté de la ligne médiane (1).

p. Petite corne gauche de l'hyoïde.
i. Grande corne gauche de l'hyoïde.
x. Sternèbre hyoïdienne.
x''. Hyocopula gauche.
x'. Hyocopula droite.

l'hyoïde humain, qui n'est pas à la vérité constitué par des côtes dans le sens habituel du mot, mais par des arcs viscéraux, organes de la tête homodynamiques des côtes du thorax. Cette homodynamie incontestable nous permet, d'exemplifier ce que nous venons de dire sur la sternalisation en général, par le paradigme de côtes crâniennes (fig. 6).

Puisque les hémisternèbres cartilagineuses sont intercostales, les hémisternèbres osseuses le sont aussi, et, puisque les sternèbres cartilagineuses sont *méso-*

(1) Cette figure est empruntée à mon travail cité *Sur le pelvisternum des édentés*, p. 6 du tiré à part.

tétracostales, une sternèbre osseuse est certainement mésotétracostale.

Jusqu'à présent nous avons suivi la sternalisation

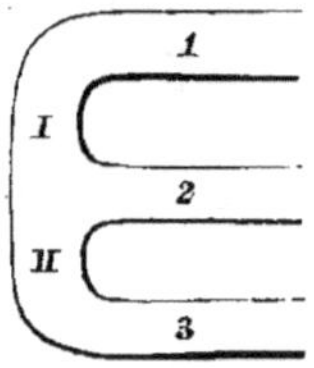

Fig. 7. — Schéma. Vue ventrale des extrémités sternales de trois côtes contiguës gauches, réunies deux à deux par des arcs intercostaux cartilagineux (hémisternèbres cartilagineuses).

1. 1re côte.
2. 2me »
3. 3me »

I. Hémisternèbre cartilagineuse réunissant l'extrémité sternale de la 1re côte à l'extrémité sternale de la 2me côte.

II. Hémisternèbre cartilagineuse réunissant l'extrémité sternale de la 2me côte à l'extrémité sternale de la 3me côte.

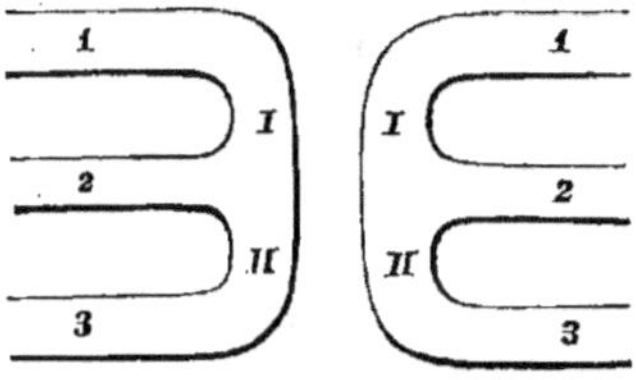

Fig. 8. — Schéma. Vue ventrale des extrémités sternales de trois paires de côtes de la même hauteur morphologique, les côtes gauches étant réunies par une dihémisternèbre cartilagineuse gauche (I + II) les côtes droites étant réunies par une dihémisternèbre cartilagineuse droite (I + II).

1, 1. 1res côtes.
2, 2. 2mes »
3, 3. 3mes »

I, I. Hémisternèbres cartilagineuses entre les extrémités sternales de la 1re et de la 2me côte de chaque côté.

II, II. Hémisternèbres cartilagineuses entre les extrémités sternales de la 2me et de la 3me côte de chaque côté.

de 2 côtes, prenons, maintenant, 3 côtes de chaque côté. Il se forme successivement :

1°) Une hémisternèbre cartilagineuse ; entre la première et la deuxième côte droite, et une entre les mêmes organes à gauche ; ensuite une hémisternèbre cartilagineuse entre la deuxième et la troisième côte droite et une entre les mêmes organes à gauche, en somme 4 *hémisternèbres cartilagineuses* (fig. 7 et 8).

2°) Une sternèbre cartilagineuse mésohexacostale, qu'on peut décomposer en une sternèbre cartilagineuse mésotétracostale entre les deux premières et les deux deuxièmes côtes et une autre également mésotétracostale entre les deux deuxièmes et les

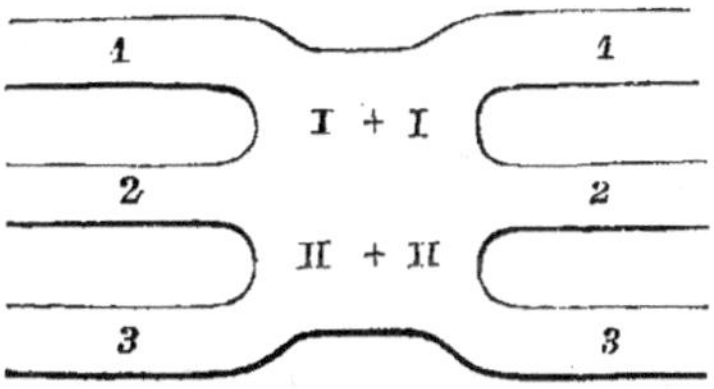

Fig. 9. — Schéma. Vue ventrale des extrémités sternales de trois paires de côtes de la même hauteur morphologique, dont les 4 hémisternèbres (I, I, II, II) se sont réunies sur la ligne médiane pour former un sternum mesohexacostal cartilagineux, qui est en même temps disternébral, puisqu'il est composé de deux sternèbres (I + I, II + II) mésotétracostales cartilagineuses.

1, 1. 1res côtes. — 2, 2. 2mes côtes. — 3, 3. 3mes côtes.

I, I. Hémisternèbres intercostales cartilagineuses entre la 1re et 2me côte de chaque côté.

II, II. Hémisternèbres intercostales cartilagineuses entre la 2me et 3me côte de chaque côté.

I + I. Sternèbres mésotétracostales cartilagineuses entre les deux 1res et les deux 2mes côtes.

II + II. Sternèbres mésotétracostales cartilagineuses entre les deux 2mes et les deux 3mes côtes.

I + I + II + II. Sternum disternébral tétrahémisternébral mésohexacostal cartilagineux.

deux troisièmes côtes, en somme 2 *sternèbres cartilagineuses* (fig. 9).

3°) Une copula ou hémisternèbre osseuse entre la première et la deuxième côte droite, et une autre

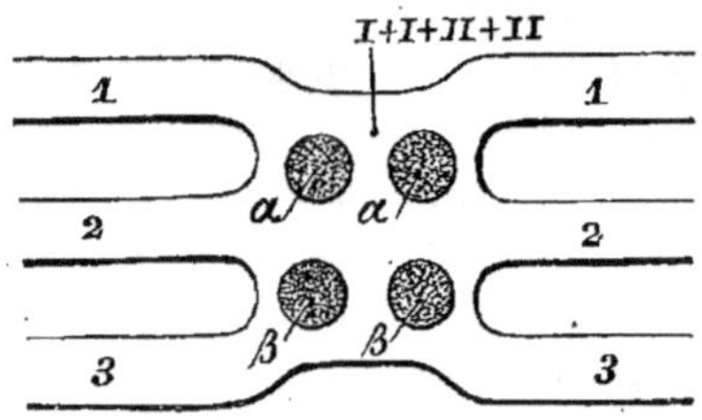

Fig. 10. — Schéma. Vue ventrale des extrémités sternales de trois paires de côtes de la même hauteur morphologique, réunies sur la ligne médiane par un sternum disternébral, tétrahémisternébral, mésohexacostal cartilagineux. Dans chaque hémisternèbre cartilagineuse de ce sternum cartilagineux se montre une copula ou hémisternèbre osseuse.

1, 1. 1res côtes. -- 2, 2. 2mes côtes. -- 3, 3. 3mes côtes.

I + I + II + II. Sternum disternébral (I + I, II + II), tétrahémisternébral (I, I, II, II) mésotexacostal (1, 1, 2, 2, 3, 3), cartilagineux.

d, d. Copulæ ou hémisternèbres osseuses dans les hémisternèbres cartilagineuses qui réunissent les extrémités sternales de la 1re et de la 2me côte de chaque côté.

b, b. Copulæ ou hémisternèbres osseuses dans les hémisternèbres cartilagineuses qui réunissent les extrémités sternales de la 2me et de la 3me côte de chaque côté.

copula entre la première et la deuxième côte gauche, une troisième entre la deuxième et la troisième côte droite, une quatrième, enfin, entre la deuxième et la troisième côte gauche, en somme 4 *copulæ ou hémisternèbres osseuses* (fig. 10);

4°) Une sternèbre osseuse mésotétracostale entre les deux premières et les deux deuxièmes côtes, une autre sternèbre osseuse également mésotétracostale entre les deux deuxièmes et les deux troisièmes côtes, en somme 2 *sternèbres osseuses* (fig. 11).

De cette manière, nous obtenons un sternum

composé de deux sternèbres, ce sternum donc est *méso-hexacostal.*

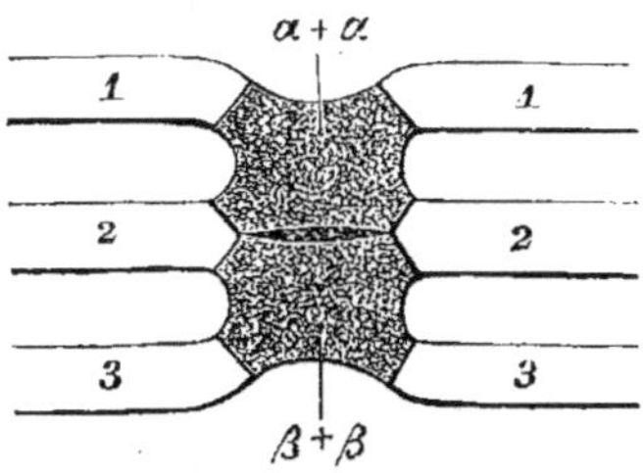

Fig. 11. — Schéma. Vue ventrale des extrémités sternales de trois paires de côtes de la même hauteur morphologique, réunies sur la ligue médiane par un sternum disternébral, tétrahémisternébral, mésohexacostal osseux.

1, 1. 1res côtes.
2, 2. 2mes »
3, 3. 3mes »
$a + a$. Sternèbre dihémisternébrale, mésotétracostale osseuse entre les deux 1res et les deux 2mes côtes.
$b + b$. Sternèbre dihémisternale mésotétracostale osseuse entre les deux 2mes et les deux 3mes côtes.
$a + a + b + b$. Sternum disternébral, tétrahémisternébral, mésohexacostal osseux.

Il se forme donc entre 3 paires de côtes

1.) 4 hémisternèbres cartilagineuses,
2). 2 sternèbres »
3). 4 hémisternèbres osseuses (copulæ),
4). 2 sternèbres »

En un mot, entre *n* côtes d'un côté, il se forme n-1 hémisternèbres cartilagineuses et n-1 copulæ; entre *n* paires de côtes, il se forme n-1 sternèbres cartilagineuses ou osseuses. En d'autres termes, puisque trois paires de côtes correspondent à deux sternèbres osseuses, on peut dire que *n* paires de côtes forment un sternum *méso 2n costal* et qu'un sternum méso *n* costal est un sternum $\frac{n}{2}$ -1 sternébral.

Pour démontrer un hémisternum osseux je donne la figure 12, qui nous figure le développement du ster-

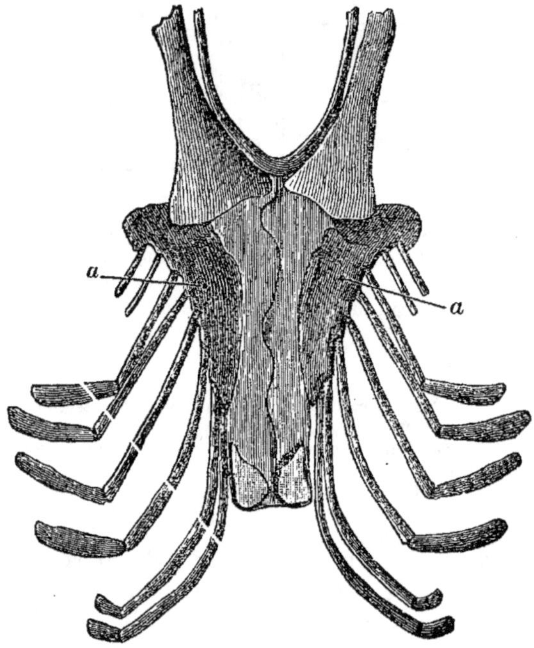

Fig. 12. — Vue ventrale du sternum, des clavicules, des coracoïdes et de la partie ventrale des côtes d'un jeune canard. Appartient à l'université de Kœnigsberg.

a. a. Hémisternum osseux droit et gauche, séparés l'un de l'autre et de la ligne médiane par le reste non-ossifié du sternum cartilagineux.

num d'un jeune canard et des oiseaux en général. On trouve chez ces animaux, à cet état du développement, un sternum cartilagineux, réunissant les côtes sternales des costæ veræ des deux côtés du corps, et de chaque côté, dans ce sternum cartilagineux, un hémisternum osseux, qui ne s'est pas encore réuni à la ligne médiane avec celui de l'autre côté.

Il peut arriver que, tout en se réunissant entr'elles d'un même côté, les hémisternèbres cartilagineuses droites et gauches ne se réunissent pas sur la ligne médiane. Nous avons alors un hémisternum cartilagineux de chaque côté. Ce cas, qui se présente assez

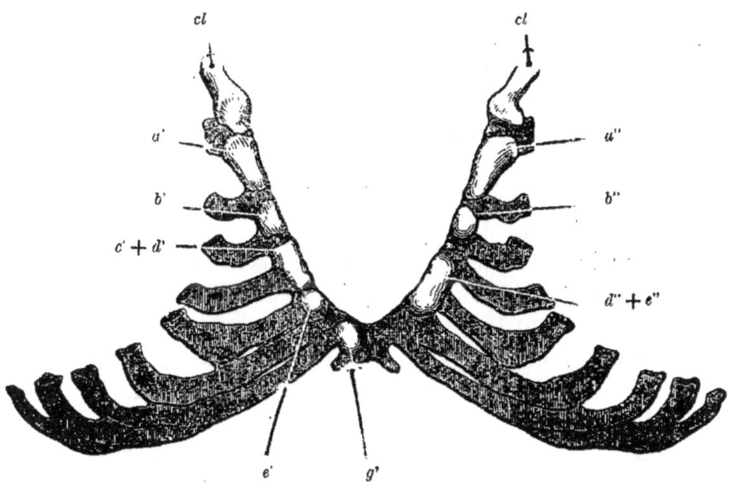

Fig. 13. — Vue ventrale du sternum, affecté de fissure sternale congénitale, et des parties ventrales des clavicules et des côtes d'un enfant. 1/2. Préparation, faite par M. le professeur Goltz, appartenant à l'Institut royal anatomique de Kœnigsberg i/Pr.

cl. cl. Clavicules.
a' Hémimanubrium droit.
a'' » gauche.
b' Copula entre la 2e et la 3e côte droite.
b'' » » » » gauche.
c' + d' Dicopula » 3e, 4e et 5e côte droite.
d'' + e'' » » 4e, 5e et 6e côté gauche.
e' Copula » 5e et 6e côte droite.
g' » » 7e côte et l'hémiappendice xiphoïde droite.

fréquemment en tératologie, s'appelle *fissure sternale congénitale*, ou *sternoschisis*.

Dans cette anomalie, nous trouvons donc d'abord un hémisternum cartilagineux de chaque côté, composé de n-1 hémisternèbres cartilagineuses confluentes, en admettant que *n* côtes entrent dans la formation de cet hémisternum cartilagineux.

Cet hémisternum cartilagineux de chaque côté devient un hémisternum osseux de la manière la plus simple,de sorte que chacune des n-1 hémisternèbres cartilagineuses est ossifiée par une copula ou hémisternèbre osseuse. Enfin, il résulte de chaque côté un hémisternum osseux composé de n-1 copulæ ou n-1 hémisternèbres. Je représente ici une préparation de fissure sternale congénitale d'un enfant, qui a été préparée par M. le professeur Goltz, ancien prosecteur de l'institut anatomique de Kœnigsberg, actuellement professeur de physiologie à Strasbourg. Nous voyons que les deux hémisterna cartilagineux sont suivis, comme c'est généralement le cas, caudalement par l'appendice xiphoïde non-divisée. Nous constatons de même un hémimanubrium de chaque côté, donnant attache à la clavicule, la première et la partie crâniale de la deuxième côte, ensuite une copula droite et gauche entre la deuxième et la troisième côte, une dicopula (1) entre la troisième, la quatrième et la cinquième côte droite, une dicopula entre la quatrième, cinquième et sixième côte gauche, une copula entre la cinquième et la sixième côte droite et une entre la septième côte et l'hémiapophyse xiphoïde droite. Ce fait dernier est une des meilleures

(1) Un complexe de deux copulæ contiguës, je nomme *dicopula*, de trois une *tricopula*, etc., un complexe de deux sternèbres une *disternèbre*, de trois une *tristernèbre*, etc.

preuves que l'apophyse xiphoïde est un reste sternal de côtes, qui auparavant étaient des costæ veræ, et qui, en se retirant du sternum, sont devenues des côtes fausses, tout en laissant leur partie la plus ventrale, qui s'attache au sternum, en possession du sternum lui-même (fig. 13).

Comme nous l'avons vu, à propos de l'hyoïde, les lois de la sternalisation ne sont point spéciales à la région thoracique, mais s'étendent aussi aux côtes crâniennes (arcs viscéraux cartilagineux ou osseux).

Puis, dans un travail récent, (1) j'ai montré qu'il y a non seulement des côtes intermyocommatiques, mais encore des côtes interprotovertébrales, auxquelles j'ai donné le nom de costoïdes.

Il y a donc deux différentes sortes de côtes : 1°) Les côtes intermyocommatiques, ce sont les véritables côtes, et 2°) les côtes interprotovertébrales ce sont les costoïdes.

L'homologie qui existe entre les costoïdes et les côtes peut être exprimée par l'expression *homotropie*, ou, pour nous expliquer par un exemple, les myocommata se rapportent aux protovertèbres comme les côtes aux costoïdes.

Les costoïdes montrent encore une plus grande ressemblance aux côtes, auxquelles ils sont homotropes, en ce qu'ils peuvent se copulariser et s'hémisternaliser absolument comme les côtes. Jamais, naturellement une sternalisation ne peut se produire, parce que les costoïdes ne sont jamais suffisamment rapprochés de la ligne médiane.

(1) Albrecht. *Note sur un sixième costoïde cervical chez un jeune Hippopotamus amphibius, L.* Avec 1 figure et 1 planche. Bulletin du Musée royal d'histoire naturelle de Belgique. Bruxelles, 1882, t. I, p. 197, pl. XI.

Puis, dans une communication à la société anatomo-pathologique (1), j'ai fait voir qu'on devait distinguer les costoïdes en *para-* et *diacostoïdes* et, que les soi-disant *côtes sacrées* sont des costoïdes, ou, plus exactement, des *paracostoïdes* du sacrum, tandis que les diapophyses du sacrum ont la valeur morpholo-

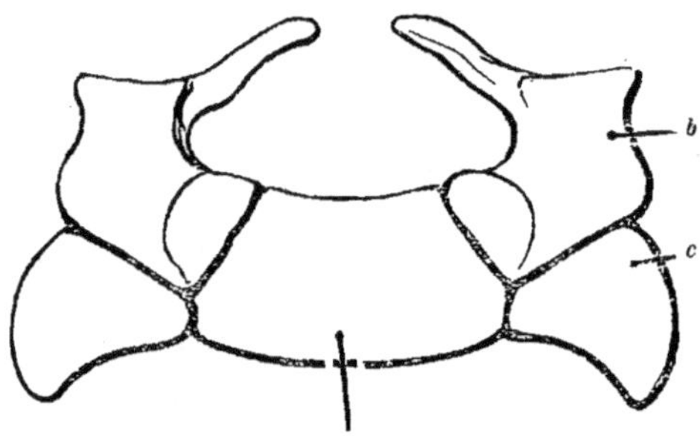

Fig. 14. — Paracostoïdes de la première vertèbre sacrée d'un enfant. Face supérieure (2).

a. Centre de la vertèbre. — *b*. Neurapophyse gauche. — *c*. Premier paracostoïde sacré gauche.

(1) Albrecht. — *Sur les paracostoïdes des vertèbres lombaires de l'homme.* Communication, faite à la Société d'Anatomie pathologique de Bruxelles, dans la séance du 6 mai 1883. Avec 2 figures intercalées dans le texte. *Presse médicale belge,* 1883, n° 21, p. 165.

(2) Cette figure est empruntée à ma communication citée sur les paracostoïdes du sacrum. Le sacrum de l'homme porte 3 paracostoïdes qui sont placées ventralement devant les diapophyses des premières vertèbres sacrées. Le sacrum possède en plus 5 diapophyses de chaque côte, une à chacune de ses vertèbres, or, nous savons que la valeur morphologique des diapophyses est celle de *diacostoïdes ossifiés de par la vertèbre.* Donc on peut dire que le sacrum humain porte 3 paracostoïdes (ossifiés chacun par un point osseux autochthone) et 5 diacostoïdes (ossifiés chacun de par la vertèbre à laquelle ils appartiennent.)

gique de *diacostoïdes* ossifiés de par la neurapophyse du même côté de la vertèbre à laquelle ils appartiennent (fig. 14).

Pour revenir aux paracostoïdes du sacrum, il est clair, que chaque paracostoïde a, comme une côte, une extrémité vertébrale et une extrémité sternale; l'extrémité vertébrale s'appuyant sur la vertèbre, l'extrémité sternale restant libre. A l'état primitif, le premier paracostoïde sacré est réuni au deuxième du même côté par un arc cartilagineux et de même le deuxième est réuni au troisième. Il est clair que chacun des deux arcs est un arc interparacostoïdal homotrope jusqu'à un certain point d'un arc intercostal cartilagineux.

A la naissance encore il repose de chaque côté sur la surface latérale du sacrum une forte couche de cartilage hyalin, qui réunit entre eux les paracostoïdes et les diacostoïdes en un mot les costoïdes du sacrum. Ce cartilage en passant du premier costoïde au deuxième, du deuxième au troisième etc. peut se laisser décomposer en six arcs intercostoïdaux, savoir :

1.)	Un arc	interparacostoïdal	entre le	1er	et le 2e	paracostoïde	du sacrum.
2.)	»	»	»	2e	» 3e	»	»
3.)	»	interdiacostoïdal	»	1er	» 2e	diacostoïde	»
4.)	»	»	»	2e	» 3e	»	»
5.)	»	»	»	3e	» 4e	»	»
6.)	»	»	»	4e	» 5e	»	»

Voici maintenant ma théorie.

Ces arcs cartilagineux intercostoïdaux se rapportent aux costoïdes comme les arcs cartilagineux intercostaux se rapportent aux côtes.

Et ensuite, de même comme des arcs intercostaux contiguës du même côté du corps forment ensemble un hémisternum cartilagineux, de même les arcs intercostoïdaux du sacrum forment un organe, qui, étant homotrope à un hémisternum cartilagineux, est en un mot, comme je propose de l'appeler, un *hémisternoïde* cartilagineux (1).

Donc chaque côté du sacrum de l'homme est encore couvert longtemps après sa naissance par un hémisternoïde cartilagineux.

Cet hémisternoïde cartilagineux du sacrum de l'homme peut se laisser décomposer dans un *hémiparasternoïde* cartilagineux et dans un *hémidiasternoïde* cartilagineux.

L'hémiparasternoïde cartilagineux du sacrum de l'homme consiste du 1er et du 2me arc interparacostoïdal.

L'hémidiacostoïde cartilagineux du 1er, 2e, 3e et 4e arc interdiacostoïdal.

La meilleure preuve, que les vues émises correspondent exactement à ce que la nature nous soumet,

(1) C'est déjà Goette qui a eu une idée qui surtout dans la seconde phrase se rapproche beaucoup de la vérité, quand il dit dans son *Entwickelungsgeschichte der Unke*, p. 618.

« Den Anfang einer Brustbeinbildung erkenne ich dagegen in der Verbreiterung der vorderen Rippenenden bei Anuren und Salamandern, welche Enden dadurch beinahe bis zur Beruehrung sich einander nähern können. Und wenn man die homologen Stücke aus der Beckengegend thatsächlich mit ihren Enden verschmelzen sieht (vergl Taf. XIX fig 346), so hat man in dem zusammenhængenden Seitenrande des Kreuzbeins auch der hœheren Wirbelthiere ein Homologon einer Brustbeinhælfte anzuerkennen. Contre cette idée de M. Goette, avec beaucoup d'amertume, s'est dirigé M. Gegenbaur (Einige Bemerkungen zu Göttes *Entwickelungsgesichte der Unke*, etc. Morphol. Jahrbuch, tome I, p. 319), faisant un grand tort au célèbre zoologiste de Rostock en ce qui concerne la théorie en question qui au fond contient beaucoup d'arguments parfaitement justes.

est donnée par le fait, que les hémiparasternoïdes et les hémidiasternoïdes cartilagineux du sacrum ossifient encore chez l'homme de la même manière que les hémisterna thoraciques.

Voici comment : L'hémiparasternoïde du sacrum de l'homme ossifie par deux *paracopulæ*, dont une est située entre les extrémités sternales du premier et du

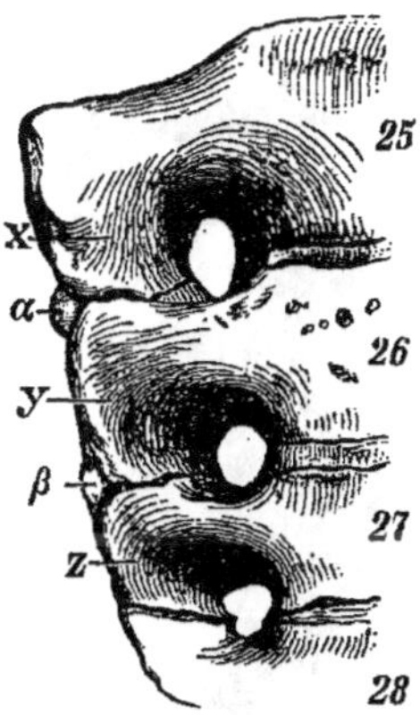

Fig. 15. — Vue ventrale de la 25e-28e vertèbre (1re-4e du sacrum) d'un jeune homme de 19 ans, montrant les copulæ interparacostoïdales entre les paracostoïdes de son sacrum. 1/2. (Les paracostoïdes sont déjà synostosés avec le centre et la neurapophyse du même côté de leurs vertèbres). Appartient à l'université de Kœnigsberg i/Pr.

25. 1re vertèbre du sacrum (1re sacrée).
26. 2e „ „ (2e „).
27. 3e „ „ (3e „).
28 4e „ „ (1re sacroïdale) (1).
x. Paracostoïde droit de la 1re vertèbre du sacrum.
y. „ „ „ 2e „ „
z. „ „ „ 3e „ „
a. Paracopula interparacostoïdale entre le 1er et le 2e paracostoïde du sacrum.
b. „ „ „ 2e „ 3e „ „

(1) J'appelle vertèbre *sacroïdale* une vertèbre du sacrum, qui ne porte pas une partie de la surface auriculaire.

deuxième paracostoïde et la seconde entre les extrémités sternales du deuxième et du troisième paracostoïde (fig. 15 et 16).

La valeur morphologique de l'organe donc qui couvre la surface auriculaire du sacrum, de l'épiphyse

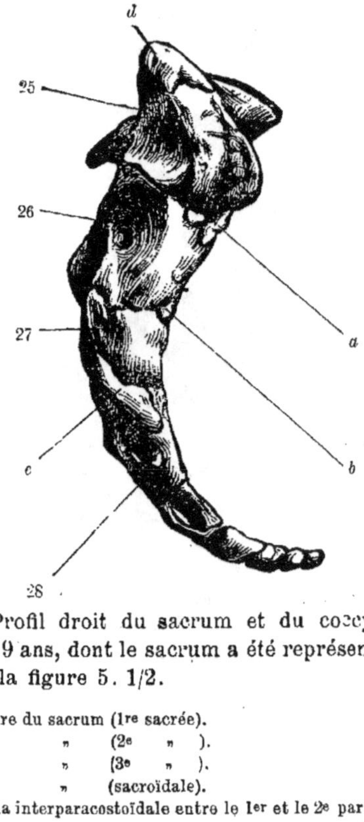

Fig. 16. — Profil droit du sacrum et du coccyx d'un jeune homme de 19 ans, dont le sacrum a été représenté en vue ventrale dans la figure 5. 1/2.

25. 1re vertèbre du sacrum (1re sacrée).
26. 2e » » (2e »).
27. 3e » » (3e »).
28. 4e » » (sacroïdale).

a. Paracopula interparacostoïdale entre le 1er et le 2e paracostoïde droit du sacrum.
b. Paracopula interparacostoïdale entre le 2e et le 3e paracostoïde droit du sacrum.
c. Diacopula interdiacostoïdale entre les diapophyses droites de la 3e et 4e vertèbre du sacrum.
d. Épiphyse osseuse de la diapophyse droite de la 1re vertèbre du sacrum.

auriculaire du sacrum des mammifères en un mot, est celle d'un hémiparasternoïde.

Or, chez l'homme cet hémiparasternoïde osseux est, d'après ce que nous venons de dire, composé de deux copulæ interparacostoïdales.

L'hémidiasternoïde cartilagineux de l'homme ne reçoit qu'une seule *diacopula*, qui est située entre les diapophyses de la troisième et de la quatrième vertèbre du sacrum (3me sacrée et 1re sacroïdale). Donc tout l'hémidiasternoïde osseux du sacrum de

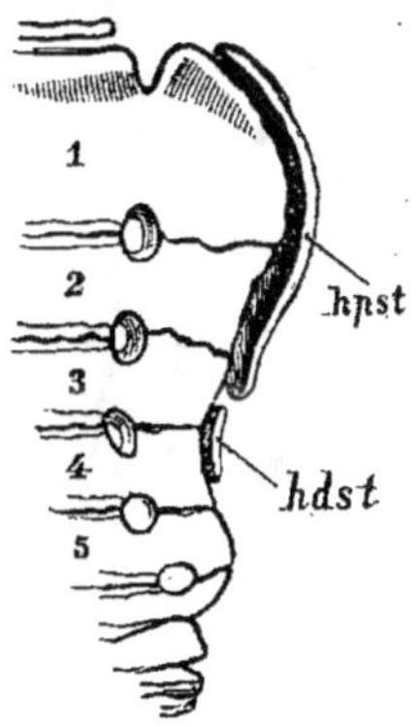

Fig. 17. — Schéma des hémisternoïdes du sacrum, rectifiant une figure donnée par Quain (1).

1. 1re vertèbre du sacrum (1re sacrée).
2. 2e " " (2e ").
3. 3e " " (3e ").
4. 4e " " (1re sacroïdale).
5. 5e " " (2e ").

hpst. Hémiparasternoïde diparacopulaire osseux sur les paracostoïdes des 3 premières vertèbres du sacrum.

hdst. Hémidiasternoïde monodiacopulaire osseux sur les diapophyses de la 3e et 4e vertèbre du sacrum (3e sacrée, 1re sacroïdale).

(1) Quain. *Elements of anatomy*, 8e édition, tome I, p. 21, fig. 20 C.

l'homme ne consiste que d'une diacopula ou d'une hémisternèbre interdiacostoïdale entre la troisième et la quatrième vertèbre du sacrum. Les trois autres arcs cartilagineux interdiacostoïdaux sont ossifiés, sans formation de copulæ, par les extrémités sternales des diapophyses.

Enfin nous avons vu, que le sacrum de l'homme est recouvert d'abord par un hémisternoïde cartilagineux

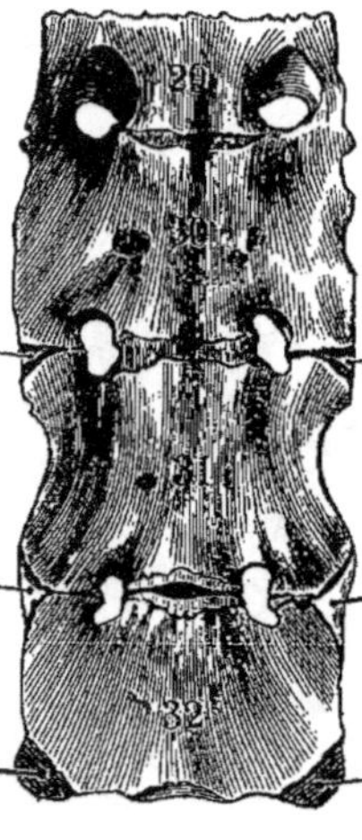

Fig. 18. — Vue ventrale de la 29e-32e vertèbre (1re-4e sacroïdale) d'un jeune exemplaire de cervus elaphus L. 1/2. Appartient à l'Université de Königsberg i/P.

29. 3e vertèbre du sacrum (1re sacroïdale).
30. 4e » » 2e » .
31. 5e » » 3e » .
32. 6e » » 4e » .
1, 1. Diacopulæ interdiacostoïdales entre les diapophyses de la 4e et 5e vertèbre du sacrum.
2, 2. Diacopulæ interdiacostoïdales entre les diapophyses de la 5e et 6e vertèbre du sacrum.
x, x. Épiphyses sur les apophyses caudales des diapophyses de la 6e vertèbre du sacrum.

dipara-tétradiacopulaire, qui donne issue à un hémiparasternoïde diparacopulaire osseux entre les trois paracostoïdes et un hémidiacostoïde monodiacopulaire osseux entre les troisième et quatrième vertèbres du sacrum (fig. 17).

Pour les diacopulæ je représente encore la partie sacroïdale du sacrum d'un cervus elaphus, qui possède 7 vertèbres cervicales, 13 thoraciques, 6 abdominales, 2 sacrées, 4 sacroïdales et 12 caudales.

On voit ici de chaque côté deux diacopulæ, une entre les diapophyses des quatrième et cinquième et une entre les diapophyses des cinquième et sixième vertèbres du sacrum (fig. 18).

RÉSUMÉ.

En résumé nous avons trouvé qu'il y a deux différentes sortes de côtes : les véritables côtes (costæ) et les costoïdes.

Les côtes sont des côtes intermyocommatiques; les costoïdes sont des côtes interprotovertébrales. Les costoïdes sont homotropes aux côtes, comme les protovertèbres sont homotropes aux myocommata.

Il y a deux différentes sortes de costoïdes, des dorsaux et des ventraux. Les dorsaux sont les diacostoïdes ; les ventraux, les paracostoïdes.

Les costoïdes ossifient par des points d'ossification autochthones. Quand au contraire le cartilage, qui les constitue, ossifie de par la vertèbre on reçoit ou des diapophyses ou des parapophyses.

Entre les côtes se développent les copulæ, entre les costoïdes de même; mais puisqu'il y a deux différentes sortes de costoïdes : les paracostoïdes et les diacostoïdes, il y a aussi deux différentes sortes de copulæ intercostoïdales, savoir les paracopulæ et les diacopulæ intercostoïdales.

Les copulæ interparacostoïdales et interdiacostoïdales naissent aussi bien entre les para- et diacostoïdes comme entre les par- et diapophyses. Ceci ne change absolument rien à la valeur morphologique de la copula.

Les copulæ intercostales d'un côté forment ensemble un hémisternum osseux.

Les copulæ intercostoïdales d'un côté au contraire forment un hémisternoïde osseux ; mais, puisqu'il y a deux différentes sortes de copulæ intercostoïdales : les paracopulæ et les diacopulæ, il y a aussi deux différentes sortes d'hémisternoïdes osseux : l'hémiparasternoïde osseux et l'hémidiasternoïde osseux.

L'homme possède d'abord un hémisternoïde diparatétradiacopulaire *cartilagineux*; puis acquiert dans le cours de son développement un hémiparasternoïde diparacopulaire *osseux* et un hémidiasternoïde monodiacopulaire *osseux* de chaque côté de son sacrum.

Liste d'organes homotropes.

Myocommata	Protovertèbres.
Espace intermyocommatique.	Espace interprotovertébral.
Côte intermyocommatique (côte par excellence).	Côte interprotovertébrale (costoïde).
Arc cartilagineux intercostal	Arc cartilagineux interparacostoïdal. » » interdiacostoïdal.
Copula intercostale. . . .	Paracopula interparacostoïdale. Diacopula interdiacostoïdale.
Hémisternum	Hémiparasternoïde. Hémidiasternoïde.